CONTRIBUTION A L'ÉTUDE CLINIQUE

DES

MALADIES INFECTIEUSES

AIGUËS ET CHRONIQUES

ATTÉNUATIONS ET TRANSFORMATIONS

PAR

MM. DUBOUSQUET-LABORDERIE et JASIEWICZ.

Mémoire lu à la Société de Médecine Pratique, 20 Juin 1889.

PARIS

BUREAU DES PUBLICATIONS DU *Journal de Médecine de Paris*

35, BOULEVARD HAUSSMANN, 35.

1889

CONTRIBUTION A L'ÉTUDE CLINIQUE

DES

MALADIES INFECTIEUSES

AIGUES & CHRONIQUES

ATTÉNUATIONS ET TRANSFORMATIONS

PAR

MM. DUBOUSQUET-LABORDERIE & JASIEWICZ.

Depuis plusieurs années, mes études portent sur les formes variées d'atténuation et de transformation des maladies infectieuses aiguës et chroniques. A diverses reprises, j'ai publié, soit dans l'*Union médicale*, soit dans des brochures, dont quelques-unes ont été d'abord présentées à la *Société médicale du XVIIe Arrondissement*, des observations ayant pour but de prouver la contagiosité de l'angine inflammatoire et ses rapports avec les affections zymotiques, et de montrer les transformations de ces dernières sous l'influence des conditions individuelles, locales et générales.

Je suis revenu souvent sur ces faits et sur d'autres semblables, et j'aurais hésité à vous entretenir de cette importante question, si M. le docteur Dubousquet-Laborderie ne m'y avait engagé, en me confiant le manuscrit d'un travail très consciencieux et marqué au coin de l'expérience clinique qui distingue toutes ses communications.

Notre collègue, en ces dernières semaines, a recueilli des observations confirmatives des idées émises par moi. Or, les cas, que tous deux nous avons réussi à constater, prêtent à de sérieuses déductions ; nous ne pouvons pas les négliger et ils nous paraissent mériter tout votre intérêt, car ils ont pour résultat de jeter quelque jour sur l'histoire encore obscure des maladies infectieuses et de simplifier l'étude de la pathologie générale et de l'épidémiologie, que la notion seule du microbe ne suffit pas toujours à éclairer d'une façon satisfaisante.

Vous ne me refuserez pas, avant de vous lire le travail de mon confrère, de vous rappeler les conclusions d'une de mes communications antérieures. La comparaison de nos recherches donnera peut-être plus de valeur à l'exposé des considérations que nous impose l'examen attentif des manifestations variées des maladies infectieuses.

I

Grâce à la connaissance de la nature et des causes des affections zymotiques, disais-je en 1885 (1), nous disposons de ressources prophylactiques certaines, qui nous permettent d'enrayer la marche des épidémies. Aussi, nous ne devons pas négliger les enseignements tirés de l'étude clinique de l'angine inflammatoire simple et de quelques formes morbides constituant des atténuations et des transformations des maladies infectieuses.

L'amygdalite, cette affection en définitive si bénigne, est contagieuse et présente des rapports manifestes avec les fièvres éruptives zymotiques.

Ainsi, vérifiant le registre de l'infirmerie d'une institution du quartier des Batignolles, j'ai relevé, de 1881 à 1885, près de cent observations de personnes ou d'enfants atteints d'angine.

Les élèves de cette école semblaient avoir une véritable prédisposition à contracter cette affection ; en effet, outre les cas d'angine sans complication d'aucune sorte, je constatais que des maladies, à début ordinaire tout différent, la rougeole et la fièvre typhoïde, par exemple, commençaient par des symptômes angineux.

Ainsi, lors de l'épidémie de 1881, un jeune garçon est soigné pour une angine ; la marche de la maladie est insolite ; M. le Dr J. Simon est appelé en consultation et diagnostique une fièvre typhoïde (février).

L'époque la plus propice au développement de ce mal de gorge était le dernier trimestre de l'année, coïncidant avec la réouverture des classes.

Au début de l'épidémie, les personnes atteintes ne l'étaient pas en même temps, mais successivement, avec un intervalle moyen de quatre jours entre deux contaminations.

Ces épidémies éclataient alors que dominaient à Paris, et surtout dans le quartier, la rougeole, la scarlatine, la diphtérie, etc.

Quelques malades, soignés d'abord pour une angine, présentaient bientôt des phénomènes plus graves. Ainsi, le jeune S. Joseph, cité plus haut ; l'élève Z. Jules (juillet 1881), âgé de onze ans, reçu à l'infirmerie le 2 pour une amygdalite, est, le 3, affecté d'un érythème indéterminé, et, du 5 au 6, il offre tous les signes du typhus abdominal.

En 1882, la rougeole règne dans l'école ; les registres indiquent plusieurs cas d'angine ; quelques-uns présentent de légers phénomènes bronchiques.

Deux faits intéressants marquent l'épidémie angineuse de la fin de l'année 1883 : l'élève Z. Charles a une angine avec fièvre, dont le

(1) De l'angine inflammatoire simple et de ses rapports avec les fièvres éruptives zymotiques. — Communication à la Société médicale du XVII° arrondissement (novembre 1885).

processus fit un instant redouter une fièvre continue ; — W. Charles, admis à l'infirmerie pour la même cause, offre bientôt les caractères prémonitoires de la rougeole, qui évolue dès lors régulièrement.

Aucun cas de fièvre éruptive en 1884, mais une petite épidémie d'angine ; la rougeole et la scarlatine sont signalées dans les environs.

Pendant le premier semestre de 1885, bien que la rougeole sévît à Paris et à Batignolles, les registres relatent seulement deux cas d'angine.

Chez tous ces malades, dont les observations ont été rédigées successivement par MM. les Drs Ziembicki et Szwykowski ou sous leur dictée, l'angine a toujours débuté par des symptômes généraux : frisson, forte fièvre (39° à 40°), céphalalgie intense, malaise général, courbature, agitation nerveuse, embarras gastrique, quelquefois épistaxis et vomissements; et, après vingt-quatre heures, le mal de gorge proprement dit, en mettant fin à la violence des premiers phénomènes, dominait la scène morbide par l'acuité douloureuse, autant que par l'hypertrophie des amygdales.

L'étude de ces faits avait retenu mon attention. Aussi, lorsque, en septembre 1885, je fus appelé à soigner, dans cette maison, une personne saisie par l'angine, je tentai de faire prendre quelques mesures prophylactiques rigoureuses. Je ne fus pas écouté, et l'épidémie ne tarda pas à s'étendre, non seulement dans l'établissement, mais encore aux environs, où elle fut propagée par quelques-uns des élèves externes.

Dans cette institution seule, j'eus à visiter, du 12 septembre au 5 novembre, 22 sujets, dont 4 furent atteints de scarlatine, 1 de scarlatine fruste, 1 de rougeole.

Sauf l'intensité variable des symptômes, l'angine parut toujours simple, sans aucun des signes propres aux angines spéciales et décrits dans les livres classiques. Ces angines, à première vue, pouvaient être considérées comme des amygdalites inflammatoires.

Voici quelle fut la succession de ces 22 cas : les élèves étaient encore en vacances. L'épidémie se porte d'abord sur le personnel ; sept domestiques sont tour à tour frappés :

1° une lingère ; 2° son frère ; 3° l'infirmier ; 4° le domestique André ; 5° *la concierge* ; 6° son mari ; 7° la cuisinière.

Le retour des élèves s'effectue le 5 octobre. Les enfants apportent alors leur contingent à l'infection :

8° N. Maurice ; 9° S. Joseph ; 10° T. Léon ; 11° *K. Jean* ; 12° N. ; 13° *La fille de l'économe*, qui reçut les soins de M. le Dr Vermeil ; 14° sa mère ; 15° S. Ladislas ; 16° la nourrice du second enfant de l'économe, arrivée dans la maison depuis trois jours à peine ; 17° *M. B.*, *professeur* ; 18° G. Stanislas, demi-pensionnaire, un des propagateurs de l'épidémie au dehors ; 19° *l'élève externe G. Vences-las* ; 20° le domestique Guillaume, chargé du service du dortoir.

21° l'*élève externe M.*, qui fut aussi la cause d'une petite épidémie locale à l'extérieur ; 22° M. S. Adolphe, professeur.

A proximité de cette école, j'avais eu à soigner, dans la première quinzaine de septembre, Mme P., 46, rue des Batignolles : les phénomènes fébriles et nerveux inquiétants du début avaient cessé bientôt pour faire place à l'inflammation des amygdales (1-7 septembre). Le mari fut touché à son tour, et l'amygdalite revêtit un caractère d'acuité tel qu'il dut même garder le lit pendant trois à quatre jours (9-15 septembre). Ces personnes avaient un neveu, qui ne fut pas malade et fréquentait, même pendant les vacances, l'institution où se déclara l'épidémie signalée plus haut.

Je pourrais ajouter à cette série d'autres cas, constatés à la même époque ou plus tard, en divers endroits ; mais ces faits suffisaient, il me semble, pour justifier ma conclusion d'alors : l'angine inflammatoire est contagieuse.

Mais pourquoi cette amygdalite idiopathique est-elle contagieuse ?

Je n'eus garde de négliger l'examen de cette question, et, laissant de côté la recherche d'un contage spécial, je fus amené par d'autres faits à admettre que l'angine inflammatoire était peut-être une maladie infectieuse à part, mais que bien plutôt et plus sûrement elle constituait une forme atténuée de quelque affection virulente.

D'une part, en effet, l'angine, qui trouve sa localisation sur la muqueuse du pharynx et sur les amygdales, paraît, si l'on considère l'ensemble des symptômes prémonitoires, être le résultat d'une imprégnation morbide de toute la substance du corps. Il y a là évidemment pénétration dans l'organisme d'un germe pathogène particulier, qui est absorbé et donne naissance seulement à des accidents en définitive bénins, dans la majorité des cas, parce que le sujet est dans un état relatif de non réceptivité. L'angine, au point de vue de la lésion anatomique, peut être, en outre, rapprochée des autres fièvres infectieuses, dont les lésions s'étendent aussi à des organes lymphoïdes, analogues aux amygdales.

D'autre part, l'angine présente des points de contact directs avec les maladies zymotiques. Elle apparaît surtout, quand règnent ces diverses affections, de même qu'en temps de choléra, la diarrhée simple est plus fréquente. Elle peut donc être considérée, ainsi que je l'avais écrit précédemment, comme une manifestation atténuée des fièvres éruptives.

En effet, l'angine simple est transmissible d'un individu à l'autre sous une forme grave et encore plus généralisée, de même que celle-ci peut, en passant chez un autre sujet, produire une affection légère, sous forme d'angine, par exemple.

Examinons rapidement cette double proposition :

Le tableau suivant de la mortalité à Paris, dans le XVII⁸ arrondissement, à Batignolles, du 30 août au 7 novembre 1885, montrera déjà le rapport entre l'angine et les autres maladies :

Maladies	DÉCÈS		
	Tout Paris.	XVIIᵉ arrondiss. entier	Batignolles seul.
Fièvre typhoïde..	300	15	3
Diphtérie	220	19	10
Rougeole........	132	2	0
Scarlatine........	43	3	2
Variole	37	0	0
Coqueluche.......	26	1	1
Fièvre puerpérale	?	2	1

Il résulte de cette statistique officielle que, pendant ces dix semaines, la fièvre typhoïde causait à Paris le plus grand nombre de décès ; la diphtérie venait au second rang seulement. Mais, dans le XVIIᵉ arrondissement, la diphtérie a été la maladie la plus meurtrière, et, dans le seul quartier de Batignolles, sur 17 décès par maladies infectieuses, elle en a 10 à son actif.

Dans ce quartier, la diphtérie, la scarlatine, la fièvre puerpérale ont semblé marcher de pair, et le nombre des morts, surtout en ce qui concerne la scarlatine, affection d'un pronostic moins fâcheux, ne concorde pas avec le chiffre réel des personnes atteintes.

Y a-t-il donc lieu de s'étonner que, dans ce même laps de temps, quelques sujets, touchés plus légèrement ou doués d'une réaction plus vive, aient pris, non une maladie grave, mais une maladie atténuée ?

Mais ce qui prouve bien que ces angines, considérées d'abord à l'examen clinique comme idiopathiques, constituaient probablement des formes atténuées de quelque maladie plus sérieuse, c'est le fait que, parmi mes 22 sujets, six furent atteints différemment.

Ainsi, les quatre premières personnes traitées ont eu une simple angine inflammatoire, mais le Nᵒ 5, la concierge présente, dans le cours de sa maladie, qui fut légère, un exanthème nettement scarlatineux, sans autres symptômes que de l'embarras gastrique ; il n'y eut pas de phénomènes inflammatoires du côté de la gorge et pas de desquamation ; les Nᵒˢ 13, 17, 19, 21 furent plus sérieusement atteints par la scarlatine qui suivit l'angine. Le Nᵒ 11, au contraire, dans ce milieu ravagé par l'angine et par la scarlatine, prit la rougeole, qui ne régnait pas dans le quartier : le 29 octobre, apparaissait l'angine, le 2 novembre se manifestaient les syndrômes de la rougeole. Il se produisit là une véritable déviation pathologique.

L'angine donc a été non seulement contagieuse d'un individu à l'autre, mais encore elle s'est transmise sous forme de scarlatine et de rougeole, et ces fièvres exanthématiques ont à leur tour donné l'angine. Le fait est indubitable :

Le n° 13, petite fille qui a une angine suivie de scarlatine, donne une angine bénigne à sa mère, n° 14, et à la nourrice de sa sœur, n° 16. — Le n° 5, qui a eu une simple éruption scarlatineuse, transmet une angine à son mari, n° 6. — L'élève externe n° 21, prend une angine et la scarlatine ; il contamine sa sœur cadette, qui fut affectée d'une amygdalite.

Le germe pathogène s'est donc propagé d'un sujet à l'autre, selon la prédisposition individuelle du terrain.

De l'examen de ces faits, comme de l'étude d'autres phénomènes signalés par moi dans une autre brochure, n'était-il pas permis de conclure à la contagiosité de l'angine et à ses rapports avec les maladies infectieuses, ou bien, si l'on veut conserver à l'angine son entité, à la transformation du germe selon le terrain ?

Ainsi, ajoutais-je, s'expliquent ces accidents consécutifs aux angines, même les plus bénignes, tels que l'affaiblissement général, les parésies, les paralysies, etc., dont la cause serait méconnue, si l'on n'adoptait pas cette opinion de la nature infectieuse de l'angine simple, soit par elle-même, soit parce qu'elle constitue une forme atténuée d'une maladie plus grave.

Tel est le résumé de l'étude communiquée à la Société médicale du XVIIe arrondissement, à la fin de l'année 1885.

Depuis cette époque, j'ai pu encore constater d'autres faits semblables et trouver leur filiation. Mais n'y avait-il pas chez moi parti pris, irréflexion inexpérience ? C'était possible. Mes confrères ne me paraissaient pas attacher d'importance à ces observations. Je discutais en vain. Aussi, j'ai reçu avec une véritable satisfaction, de M. Dubousquet, la note intéressante dont je vais vous donner lecture, au nom de notre collègue, dont les qualités de praticien observateur vous sont bien connues, et que je remercie cordialement de vouloir associer mon nom au sien dans la communication de ce nouveau travail.

II

« Dans un article de l'*Union médicale* du 21 mars 1885 et dans une communication à la Société médicale du XVIIe arrondissement, (novembre 1885), j'essayais déjà de montrer comment, en temps d'épidémie, plus ou moins généralisée, certaines affections avortaient ou s'atténuaient, selon que le contage atteignait des sujets, ou en état absolu de non réceptivité, ou chez lesquels l'organisme, soit par suite d'atteintes antérieures, soit par suite d'influences actuelles, résistait plus énergiquement à l'action de la cause morbide, qui arrivait ainsi à produire seulement un minimum d'effets. ».

Ces quelques lignes, extraites de la brochure du Dr Jasiewicz sur les *Maladies infectieuses aiguës et chroniques* et leurs rapports entre elles (1) me revenaient à la mémoire, ces jours-ci, en réfléchissant à quelques faits récents observés dans ma clientèle ou dans les écoles, dont je suis médecin-inspecteur, et qui me paraissent confirmer pleinement l'opinion de notre confrère.

Le 28 mai dernier, au soir, j'étais prévenu par la directrice des écoles de filles (Saint-Ouen-Cayenne), qu'elle avait été obligée de renvoyer plusieurs enfants pour des maux de gorge survenus subitement, la veille et ce jour même.

Sept fillettes avaient été *atteintes dans la même classe* et avaient été renvoyées dans leur famille. Le 28, au matin, je me rends dans ce groupe scolaire et je m'y livre à une enquête et à un examen des plus attentifs. Voici quel est le résultat de mon examen :

J'apprends d'abord qu'une des maîtresses, Mlle D., qui n'a cependant pas abandonné sa classe et que je puis examiner séance tenante, a été prise, le 21 mai, d'un violent mal de gorge avec amygdales grosses, extrême difficulté de la déglutition, frissons, perte d'appétit. Au moment de ma visite, l'amygdale droite est encore grosse, luisante, et Mlle D. éprouve de la difficulté pour avaler. Cette demoiselle est sujette aux maux de gorge, lymphatique, et, il y a deux ans, elle a eu pour la dernière fois une angine simple très douloureuse. C'est Mlle D. qui me semble avoir commencé cette série de *cas intérieurs ou paraissant tels*. J'examine toutes les élèves de sa classe : une des fillettes, après m'avoir dit qu'elle souffrait de la gorge depuis vingt-quatre heures, est trouvée avec les amygdales grosses, luisantes, sans aucun enduit ; la peau est chaude et le pouls à plus de 100 ; pas d'engorgement ganglionnaire, pas plus que chez la maîtresse. L'enfant est renvoyée par moi immédiatement.

Dans une autre classe, Mlle B., institutrice, a été prise d'un mal de gorge identique. Je l'examine ; mêmes résultats de l'examen. Cette demoiselle est aussi sujette aux maux de gorge ; c'est de sa classe que sept enfants, ayant été atteintes, ont été renvoyées.

Poursuivant mon enquête, je trouve six fillettes se plaignant toutes de la gorge et présentant toujours les mêmes symptômes : amygdales grosses, luisantes, pas d'enduit, pas d'engorgement ganglionnaire, pas d'éruption, un peu de fièvre, perte d'appétit et douleurs pour déglutir. Toutes ces fillettes sont renvoyées par mesure de prudence, bien que cliniquement aucune ne présente un mal de gorge que nos maîtres et les livres nous aient appris à considérer comme contagieux. C'est bien là le type de l'angine inflammatoire simple.

Ce qui précède est pour les cas intérieurs, qui semblent s'être développés à l'école. Mais ces 15 cas, se développant ainsi, ne manquent pas d'éveiller l'idée d'infection et de contagion, d'autant plus

(1) Nice, 1888, chez Gauthier.

que toutes ces classes communiquent entre elles et que les enfants
ne sont pas séparées pendant les récréations. J'ajoute que les classes de garçons et l'asile maternel, faisant partie du même groupe
scolaire, sont restés indemnes. J'ai laissé rentrer les fillettes qui sont
venues me demander des certificats, mais cependant avec une certaine inquiétude et une appréhension que tout médecin comprendra;
bien heureusement, mes craintes n'étaient pas fondées, et, à la date du
7 juin, il n'y a pas un seul nouveau cas.

En présence de ces cas d'angine inflammatoire simple, comme on
les observe *à frigore*, j'ai cherché à les expliquer par l'état des locaux, mais mon enquête ne me satisfait pas, et, si les courants d'air
ont joué un rôle, ce que je suis loin de rejeter, le froid étant toujours une excellente cause occasionnelle, il est nécessaire de chercher ailleurs. Ces classes ont des fenêtres au nord et au midi, entre
lesquelles il peut bien s'établir des courants d'air ; mais la tempéra-
ture extérieure était douce, et la classe, où il y a eu 8 cas, en comp-
tant la maîtresse, ne présente rien de plus particulier que les autres classes.

*A l'examen que j'ai fait pour la rentrée, je n'ai pas vu la moin-
dre trace de desquamation.*

Mais, où paraissent encore mieux se confirmer les idées du Dr Jasiewicz, c'est dans l'analyse des faits qui ressortent de l'état sanitaire
en dehors de l'école.

Deux jours après ma visite du 28, répétée chaque jour au point
de vue de la surveillance, j'étais appelé auprès d'une des fillettes
renvoyées le 26, c'est-à-dire une des premières. C'est une fillette de
onze ans, qui présente de grosses amygdales, de la fièvre et un très
léger nuage d'albumine dans l'urine. Il y a un peu d'engorgement
ganglionnaire sous-maxillaire droit et les amygdales présentent en
deux points différents un léger enduit pultacé, sans aucune adhé-
rence, qu'on détache avec la plus grande facilité avec le manche
d'une cuiller ou un pinceau. Cet enduit, l'albumine dans l'urine,
l'engorgement ganglionnaire, la fièvre me font penser immédiatement à la diphtérie ; mais ce produit pultacé n'a aucun des caractères des fausses membranes, et j'avoue n'avoir pu faire le diagnostic
exact, considérant encore ce cas comme une amygdalite infectieuse,
dans le genre de celles décrites par Bouchard, Landouzy et moi.
L'enfant est restée malade six jours, et prudemment je la tiendrai
encore éloignée de l'école, d'autant plus que la fillette a été très
fortement secouée par cette atteinte et a perdu ses forces, comme
si elle avait fait une longue et grave maladie. Jamais aucune éruption, ni desquamation.

Je ne pensais plus à ce cas, lorsque j'apprends, avant-hier, qu'il y
a quinze jours, dans une maison, juste en face de celle habitée par
l'enfant, un garçon de quatorze ans a eu la scarlatine et *une angine
dont il est du reste guéri* ; cette angine aurait été pultacée et n'aurait présenté aucun caractère diphtéritique.

Autres coïncidences épidémiques bien en faveur de la thèse soutenue par notre confrère : en même temps qu'éclataient ces cas d'angine inflammatoire simple (?) dans l'école de filles, je soignais, au numéro 101 de l'avenue Michelet, une fillette de quatorze ans, Mlle F., qui, elle, a eu une angine diphtéritique des plus typiques. Moi-même, en la badigeonnant chaque jour, j'ai retiré d'épaisses fausses membranes, résistantes, sur lesquelles il ne pouvait y avoir le moindre doute. La mère de cette enfant a eu aussi mal à la gorge en la soignant, mais tout s'est borné à une simple rougeur sans fièvre et sans rien de diphtéritique. La maison habitée par cette famille est à cent cinquante mètres du groupe scolaire. Au même moment, je donnais aussi des soins, dans le même quartier, aux ateliers de la Compagnie du Nord, à un enfant de trois ans atteint d'angine diphtéritique, dont le diagnostic ne présentait aucune difficulté.

Voici encore une série de faits probants observés par moi dans le courant et à la fin de l'année dernière.

Au commencement du mois d'octobre 1888, j'étais appelé auprès de l'enfant T., 25, passage de la Raffinerie, à Saint-Ouen. Cet enfant de douze ans est atteint de scarlatine avec angine présentant les caractères d'une angine bénigne à forme pultacée. De simples badigeonnages au jus de citron et quelques gargarismes boriqués ont parfaitement suffi ; pas d'engorgement ganglionnaire, pas d'albumine. Si j'ordonne des antiseptiques, c'est par pure raison de prudence, à cause de la scarlatine, et pour n'avoir rien à me reprocher. L'enfant était complètement débarrassé de son angine et la desquamation s'opérait sans aucun incident, lorsque la mère est prise également de scarlatine et d'angine ayant absolument les mêmes caractères que ceux de son enfant. Cette dame, institutrice dans les écoles de Saint-Ouen, est restée longtemps éloignée de sa classe, mais a été, comme l'enfant, très rapidement guérie de son angine. Dans tout le courant de ces deux angines, je n'ai jamais arrêté mon esprit à l'idée de diphtérie, ce diagnostic ne pouvant en aucune façon être porté devant l'ensemble des symptômes.

Quelque temps après, cette famille T. quitte le 25 du passage de la Raffinerie et est remplacée, dans l'appartement qu'elle laisse, par la famille G., composée du père, de la mère et d'un enfant de quatre ans. L'appartement avait été remis à neuf, les papiers changés, le plafond retouché ; cependant le jeune enfant est pris de scarlatine, et je suis appelé auprès de lui à la fin de décembre dernier. La gorge est attentivement surveillée et, le huitième jour de sa maladie, j'aperçois sur l'amygdale gauche une plaque nettement diphtéritique, résistante, infiltrée dans la muqueuse. Les ganglions deviennent très rapidement énormes ; il y a des flots d'albumine, toute la bouche est tapissée de fausses membranes, et, au bout de quatre jours, cet enfant très indocile, à qui, malgré l'énergie et l'intelligence des parents, il m'a été impossible d'appliquer un traitement sérieux, succombe et d'infection et de croup.

Une sœur de la mère, jeune fille de dix-huit ans, venue pour ai-der à soigner l'enfant, a contracté la diphtérie auprès de son petit neveu. Le diagnostic, là encore, était indiscutable, et, bien que l'an-gine ait été rapidement guérie, cette jeune fille a été fort longtemps à se remettre. Elle n'a pas présenté la moindre trace d'éruption ou de desquamation.

En même temps, la mère de l'enfant, qui porte de grosses amygda-les et a souvent des maux de gorge, a beaucoup souffert de douleurs pharyngiennes, sans qu'il y ait eu le moindre enduit, la moindre plaque, la moindre éruption ou desquamation. Un peu de fièvre, de la rougeur des amygdales et du voile du palais, sont les seuls symptômes observés, malgré une attention toujours en éveil.

Tous ces faits paraissent bien étranges, bien contradictoires, mais il y a là des transformations, des atténuations de maladies suivant le terrain et suivant des circonstances et des influences fort diffici-les, sinon impossibles à préciser, mais qui n'en sont pas moins réelles.

Il est intéressant aussi de rechercher quel était l'état sanitaire en-vironnant au moment où se passaient ces faits, et on trouve enco-re dans cette recherche un argument péremptoire en faveur des idées de M. Jasiewicz.

Le 21 décembre, au matin, j'avais été appelé 185, boulevard Victor Hugo, à Saint-Ouen, auprès de l'enfant J., qui succombait en deux jours et demi à une infection diphtéritique et dont la sœur, trans-portée à l'hôpital par les soins d'un de mes confrères de Saint-Ouen, y succombait quelques jours après dans des conditions identiques. J'ai rapporté ces cas dans une communication à la Société de méde-cine pratique, le 3 janvier dernier. Il y avait à ce moment d'autres cas d'angine dans la localité.

Quant aux fièvres éruptives, voici quel était l'état sanitaire du pays à cette époque. Les cas de rougeole avaient été si nombreux et s'étaient si rapidement déclarés qu'à quelques jours d'intervalle j'é-tais obligé de faire évacuer et désinfecter un asile et toute une école de filles, et que mon collègue en faisait autant pour les groupes dé-pendant de son inspection. Il y avait concurremment quelques cas de scarlatine. Le tableau sera complet en disant qu'à la même épo-que, une épidémie de variole éclatait à la grande verrerie de Saint-Ouen, atteignait trente personnes et causait trois décès ; que deux fillettes des écoles de filles que j'inspecte ont contracté la varioloï-de dans ce milieu et que cette épidémie n'a été enrayée qu'en fai-sant évacuer les logements, en procédant à une rigoureuse désin-fection des locaux et des hardes, opérations faites sous ma direc-tion.

Tels sont les faits que je livre à mon confrère et ami Jasiewicz, car ils confirment *presqu'expérimentalement* les faits observés par lui-même.

Ce matin, 8 juin, j'apprends qu'il y a deux cas de fièvre typhoïde dans les classes de filles (Saint-Ouen-Cayenne), dont une faisait partie de celles renvoyées pour le mal de gorge. Il y a d'autres cas de fièvre typhoïde dans le pays. J'en ai trois dans ma clientèle en ce moment (7 juin).

Le 14 juin au matin, en faisant mon inspection scolaire, je constate que, parmi les fillettes renvoyées pour le mal de gorge, il y en a une qui actuellement a la rougeole.

En résumé, parmi les élèves atteintes d'angine, une fut affectée d'angine à forme d'amygdalite infectieuse, une seconde eut la fièvre typhoïde, une troisième prit la rougeole. Les autres sont rentrées et ne présentent rien de particulier.

Enfin, dans le deuxième groupe de mon inspection, je trouve aussi dans les écoles de filles : deux enfants renvoyées pour maux de gorge, une pour oreillons, une pour fièvre typhoïde avec début par le mal de gorge.

III

Comparez maintenant les deux séries d'observations ; la similitude est frappante. Mais, à ces faits, il convient d'ajouter les suivants, dont plusieurs ont été déjà signalés.

Au mois de février 1885, la rougeole et la variole sévissent dans l'école communale de la rue Saussure (1). L'école est fermée, les enfants renvoyés à leurs parents. L'un de nous est appelé à soigner plusieurs des petits malades, parmi lesquels un avait une varioloïde, un autre présentait les symptômes prémonitoires de la rougeole ; chez un troisième se manifestent les prodromes de la variole ; un quatrième se plaint seulement de mal de gorge.

Les symptômes constatés et la connaissance de l'épidémie, qui avait fait licencier tous ces petits garçons, portaient à admettre une rougeole chez le second de ces malades, une variole chez le troisième, bien qu'ils eussent été vaccinés et atteints antérieurement de la rougeole.

Le diagnostic cependant fut réservé. Cette prudence était justifiée, car l'enfant, suspect de rougeole, eut, sans aucune autre manifestation rubéolique, une légère bronchite ; et l'autre, qui était présumé devoir être affecté de la variole, les prodromes étaient très nets, eut une angine simple. Cette angine se manifesta le lendemain de l'administration d'un vomitif, à la suite duquel la fièvre avait notablement diminué ; les vomissements, l'agitation nerveuse, la rachialgie avaient disparu ; le jeune sujet accusait surtout une douleur intense dans l'oreille droite, conséquence vraisemblable de l'inflammation légère de la gorge.

(1) *Union médicale*, 21 mars 1885.

Cet enfant transmit l'amygdalite à son frère. Il en fut de même du quatrième élève, cité plus haut et qui souffrait d'un mal de gorge.

Du 20 octobre au 2 novembre 1885, le Dr Jasiewicz traite successivement pour une angine simple, 56, avenue des Ternes, une petite fille de six ans, son frère âgé de seize ans et la mère. Ces deux dernières personnes furent légèrement affectées.

Au mois de février 1888, le petit lycée Carabacel, à Nice, est ravagé par la rougeole. L'épidémie décime les élèves de la classe septième, dont le professeur, M. N., est pris, dans le cours de cette épidémie, d'une amygdalite à caractères très aigus, mais sans complication.

Un des élèves, Cyprien G., âgé de douze ans, affecté par la fièvre rubéolique, transmet une angine d'intensité moyenne à la femme de chambre, Mlle Wilhelmine B., chargée de lui donner des soins, et à une dame amie, Mlle Q., qui, chaque jour, passait d'assez longs moments auprès du jeune malade.

Le 3 novembre 1888, l'un de nous, appelé à Rouen, est et reste à jeun depuis la veille jusque vers les deux heures de l'après-midi, passant ainsi plusieurs heures dans la chambre d'une personne atteinte d'une fièvre typhoïde à forme grave et insolite. Le soir, il ressent un frisson ; le lendemain, il constate de l'embarras gastrique, de l'œdème avec coloration érysipélateuse de toute la partie supérieure de la face. Ces phénomènes durent environ quatre jours et sont suivis d'une desquamation complète.

A la fin de février 1889, la rougeole frappe plusieurs enfants dans un immeuble de la rue Martin, à Paris. Un des petits malades meurt, dans le cours de sa rougeole, d'une méningite tuberculeuse. Les parents, cousins germains, avaient déjà perdu deux enfants de cette maladie. Le frère aîné, âgé de quatre ans et demi, est saisi à son tour ; il prend, non la rougeole, mais une varioloïde.

Il y a quelques semaines, rue Saussure, une petite fille de deux ans et demi est traitée pour une amygdalite phlegmoneuse. Sa sœur, âgée de cinq ans, a, quelques jours après, une varicelle. Aucun cas de cette dernière maladie n'est signalé dans l'école que fréquente cette fillette. Mais, au moment où sa sœur a été prise d'angine, celle-ci s'était trouvée en rapport avec des enfants souffrant de varicelle ou de varioloïde, maladies qui font actuellement quelques victimes dans ce quartier (17 juin).

La rougeole, à en juger par divers faits, semble donner une impulsion à l'éclosion de la tuberculose. Ainsi, le petit garçon de la rue Martin, rubéolique, meurt de méningite dans le cours de la maladie, qui paraissait évoluer d'abord normalement. Un cas analogue se présente à notre observation, en avril 1887, chez une petite fille de la place Boulnois, où la rougeole sévissait : cette enfant meurt, à la fin de la période d'éruption, d'une méningite. La mère est soignée actuellement pour une tuberculose pulmonaire au début. Au mois de février 1889, un jeune homme de quinze ans et demi, dont les parents sont morts phtisiques, prend la rougeole, dans un milieu où cette fièvre éruptive règne ; il présente bientôt des accidents ataxiques et il meurt, le 24 février, de méningite.

Mais d'autres faits ont été décrits. M. le professeur Jaccoud cite deux intéressantes observations rapportées déjà dans des communications antérieures : Un homme, en proie à l'impaludisme, mis en contact avec le virus cholérigène, prend, malgré un état manifeste de réceptivité, non point le choléra, mais la dysenterie. Un navire arrive d'Alexandrie à Liverpool : les hommes de l'équipage, souffrant de dysenterie, sont transférés au Southern-hospital ; les autres, en raison de leur état de saleté, sont envoyés à l'établissement de bains de Paule-street. Les Anglais, qui sont en rapport avec ces deux catégories d'individus, contaminés, sont saisis, la plupart du moins, non point par la dysenterie, mais par le typhus exanthématique, dont aucun cas n'avait été constaté sur le navire et qui n'existait pas dans la ville (1).

En 1885, le Dr Dubousquet (2) insiste, d'une part, sur les rapports de la fièvre typhoïde et du choléra avec l'athrepsie et la diarrhée des enfants, la diarrhée des adultes, d'autre part, sur une corrélation probable entre le choléra et le typhus abdominal.

Divers auteurs ont mentionné une coïncidence curieuse entre les épidémies d'oreillons et l'apparition de la variole. M. le Dr A. Hénocque a souvent rappelé devant la Société médicale du xviiᵉ arrondissement ce fait, que vient corroborer la fréquence de l'orchite varioleuse analogue à l'orchite ourlienne.

En outre de l'angine, nous avons indiqué, dans diverses études, d'autres formes morbides légères, telles que bronchite, grippe, malaises divers, troubles gastro-intestinaux, etc., qui, en temps d'épidémies, constituent des atténuations des maladies régnantes et parfois de véritables déviations.

Depuis longtemps, on a reconnu la relation qui existe entre l'érysipèle, la fièvre puerpérale, l'infection purulente, et ce n'est pas trop s'avancer que de rapprocher de ces affections la scarlatine et les angines.

Il serait enfin facile à chacun de vous, Messieurs, d'ajouter de nouveaux exemples à ceux que nous vous présentons ; mais les faits que nous rapportons sont assez nombreux pour permettre quelques déductions intéressantes.

IV

Un premier enseignement ressort avec une grande netteté de nos observations : l'angine inflammatoire simple est contagieuse.

(1) Leçons de clinique médicale faites à la Pitié en 1886-1887, p. 52. Paris, 1888, chez Delahaye.

(2) Exposé de la constitution médicale actuelle de la commune de Saint-Ouen-sur-Seine ; communication lue à l'Académie de médecine, le 22 septembre 1885. Chez O. Doin.

Cette proposition est incontestable. Mais pourquoi cette contagiosité d'une affection si bénigne dans ses effets ?

La réponse est facilement donnée par l'examen de nombreux faits ; l'amygdalite simple est contagieuse, parce qu'elle constitue une forme atténuée des maladies infectieuses. En effet, nous avons vu l'angine se transmettre d'un individu à l'autre, sous la même forme anodine ou sous une autre forme plus grave et généralisée, de même que nous avons pu constater qu'une forme grave et généralisée se propage d'un sujet à l'autre sous la forme atténuée.

Ces phénomènes n'ont pas lieu de nous surprendre : en temps d'épidémie, toute personne est soumise à l'influence de l'élément pathogène ; mais souvent le sujet, ayant été contaminé antérieurement ou ne se trouvant pas en état de réceptivité, se montre réfractaire. Que se passe-t-il alors ?

Le poison morbigène, introduit dans l'organisme, n'est pas toujours détruit sur place et éliminé immédiatement. Alors, le germe évolue et, si l'organisme présente des réactions insuffisantes, il produit quelques accidents. Cependant, le terrain fait défaut et l'agent infectieux évolue mal, ne se multiplie pas ; bientôt même il disparaît, vaincu par l'organisme. De là, ces cas de maladies atténuées, qui donnent parfois à croire à la jugulation du mal.

Et ce qui est vrai pour l'angine ne cesse pas de l'être pour d'autres formes atténuées, telles que bronchite, grippe, diarrhée, embarras gastrique, malaises indéterminés, etc., d'une observation courante par les temps d'épidémies.

Toutefois, de ces formes atténuées des maladies infectieuses, l'angine semble être une des plus fréquentes. Nous n'avons pas à nous en étonner, puisque les amygdales et la muqueuse de l'arrière-bouche, sans cesse irritées par le passage des aliments, des boissons, de l'air, etc., constituent, en quelque sorte, pour les agents infectieux, une première porte d'entrée. Ainsi s'explique la fréquence des inflammations de la muqueuse et des organes des premières voies aériennes : coryza, angine, laryngite, etc.

De l'étude clinique et de la filiation des faits, découle une autre proposition, dont la démonstration sera rendue plus complète, si, au lieu de considérer les phénomènes indiqués par nous comme des atténuations de maladies infectieuses, nous leur conservons leur caractère de variété, d'entité morbide.

Non seulement, en effet, l'angine et les autres formes atténuées des affections zymotiques sont contagieuses et transmissibles d'une façon ou d'une autre, mais encore des rapports très nets existent entre toutes ces maladies qui se substituent les unes aux autres et se transforment sous l'influence du terrain incessamment modifié par les circonstances ambiantes locales et générales.

Ces transformations pathologiques nous surprennent peut-être ; elles n'en existent pas moins et pourraient fournir des arguments contre la doctrine de la spécificité microbienne.

V

Les maladies infectieuses ont une genèse et une étiologie multiples, mais la bactériologie nous apprend à en chercher la cause déterminante essentielle dans l'invasion de l'organisme par les microphytes ou les microzoaires.

Toutes les affections, ou à peu près toutes, ressortissent de nos jours à cette science (1) ; celles dont l'agent n'a pas encore été révélé peuvent, par analogie, être classées dans le groupe de plus en plus vaste des maladies bactéridiennes.

Certes, nous ne contredisons pas à l'action des substances infectantes, dont nous ne prétendons pas discuter ici la nature ; nous acceptons les faits comme acquis. Cependant, la connaissance de la nature plus ou moins probable des agents morbigènes a caché l'importance primordiale des autres causes, dites seulement prédisposantes, et, en présence des observations rapportées par nous et par les auteurs, nous sommes en droit de nous demander ce que devient la spécificité des nombreux micro-organismes créateurs et propagateurs de la maladie.

Mais déjà nous remarquons, même parmi les bactériologues, une réaction contre l'engouement excessif dont le microbe est l'objet. Des observateurs prudents ont prouvé qu'on avait trop multiplié les espèces en se basant sur une morphologie incomplète des microbes (2). D'autres ont signalé les variations morphologiques et le polymorphisme de ces êtres microscopiques (3), que quelques-uns nous ont montrés soumis aux lois du transformisme (4). Bien plus, depuis quelques mois, des savants, inspirés sans doute par les observations cliniques et les prétendues anomalies des maladies, ont cherché si un même microbe n'était pas capable de produire plusieurs maladies cliniquement dissemblables en apparence, et sont arrivés à prouver que plusieurs maladies relevaient d'un seul micro-organisme (5) ; ils ont ainsi apporté une preuve précieuse à l'appui des idées que nous ont suggérées nos propres investigations auprès des malades.

Les résultats que nous annoncions, il y a quelques années, ont pu paraître étranges ; il n'en est plus de même maintenant, et un auteur pouvait écrire, il y a quelques semaines, que les recherches actuelles ont pour but de confirmer le principe qu'un même microbe

(1) Les bactéries et leur rôle dans l'anatomie et l'histologie pathologiques. — Cornil et Babès. 2ᵉ édition, Paris, 1886.

(2) Variations morphologiques des microbes, par L. Guignard et Charrin. — Ac. des Sc. — 12 décembre 1887.

(3) Wasserzug : Polymorphisme permanent des microbes. — *Ann. Inst. Pasteur*, 1888.

(4) Les microbes et le transformisme, par Bordier. — *Rev. scient.* — 21 avril 1888.

(5) Communication de Cornil, Doyen, Widal, etc., à l'Académie de médecine.

peut faire des maladies très différentes au point de vue symptomatique, suivant les portes d'entrée et suivant la nature du terrain dans lequel il se cultive (1).

Les travaux récents de laboratoire, malgré leur précision trop absolue en comparaison de la variabilité des manifestations vitales, de même que la clinique, nous apportent donc des exemples de l'identité probable des maladies infectieuses et nous imposent une révision des lois qui président à leur éclosion.

D'autres plus compétents que nous s'empresseront à l'étude de cette grave question, à laquelle nous nous efforçons d'apporter un commencement de solution par la présentation de faits dans tous les cas fort intéressants.

Nous ne contestons pas la contagiosité des maladies infectieuses ; les plus sceptiques doivent admettre l'existence d'un contage particulier, c'est-à-dire d'une cause matérielle, d'une substance organique, dont la nature est encore discutée, et qui, transportée d'un lieu à un autre, d'un individu à l'autre, y détermine l'apparition d'une maladie semblable ou analogue à celle à laquelle cette substance doit son origine.

Mais, si le fait de la contagiosité, de la transmissibilité, de l'inoculabilité de cette substance pathogène est incontestable, l'étude seule des schizomycètes n'explique pas pourquoi tel microbe engendre la variole, tel autre l'érysipèle ou la fièvre puerpérale, etc. ; quelle influence a modifié le virus cholérigène qui a transmis la dysenterie ; quelles transformations ce microbe a pu subir pour produire, dans un milieu où domine une maladie différente, chez l'un la scarlatine, chez un autre la rougeole ou le typhus abdominal, chez un troisième l'angine, etc.

Il faut chercher autre part les causes de ces anomalies, et voir si la maladie se marque seulement par l'introduction dans l'organisme de tel ou tel microbe, ou si, au contraire, il faut attribuer une part importante, peut-être même prépondérante, à la prédisposition du terrain, créée par les circonstances de lieu, de saison, de climat, de régime, de résistance plus ou moins grande de l'organisme, par le tempérament et l'hérédité, par les atteintes morbides antérieures, par la présence de tel ou tel organe de moindre résistance, etc.

Ainsi, dans un milieu ravagé par l'angine, en corrélation possible avec la scarlatine et la diphtérie sévissant au dehors, 22 personnes sont affectées d'angine, et, parmi elles, 5 prennent la scarlatine, 1 la rougeole. Quelle est la cause de la déviation de la maladie ? Il n'y avait pas de rougeole dans le milieu contaminé et les statistiques ne la dénoncent pas dans le quartier. Il faut donc admettre que les sujets contagionnés ont pu modifier, par les réactions individuelles, l'action de la substance septique.

(1) Revue scientifique du 25 mai 1889 : Identité de nature de l'infection puerpérale et de l'érysipèle.

Il en est de même des 15 malades du docteur Dubousquet, dont 3, dans un milieu où l'angine apparaît, réagissent différemment contre la cause morbigène, à laquelle ils impriment des caractères en rapport avec leur propre constitution, tandis que les 12 autres, malgré la genèse probable des accidents, atténuent, grâce à leur résistance organique, le virus primitif.

Les dysentériques, cités dans la clinique de M. le professeur Jaccoud, propagent l'infection parmi les Anglais de Liverpool, qui sont atteints de typhus exanthématique. Ici, en plus de l'action individuelle, les circonstances générales de lieu, de race, de climat, semblent avoir agi de façon à modifier le microbe de la dysenterie.

Pourquoi ces rougeoles, ces fièvres typhoïdes, ces typhus exanthématiques, etc., dans des milieux en apparence soumis à l'influence d'autres maladies infectieuses ?

Faut-il voir dans ces faits une pure coïncidence ? On pourrait le croire si un seul observateur témoignait de ces phénomènes ; mais nos propres observations se contrôlent les unes par les autres, et nous ne pensons pas que le savant professeur de la Faculté de médecine se soit trompé dans son examen. Nous ne pouvons donc pas nier la réalité de ces cas, qui, selon les expressions de M. Jaccoud, justifient la question de l'infection hétérogène par modification du milieu organique.

Mais ces manifestations constituent plus que des déviations ; ce sont de véritables transformations, dont il faut chercher l'origine, peut-être dans la diversité de la cause pathogène, mais surtout dans la diversité du terrain soumis aux influences physiologiques, comme à d'autres circonstances internes et externes, sur lesquelles l'un de nous a insisté dans un autre travail, et parmi lesquelles l'âge et la constitution individuelle jouent un rôle très important.

Ces données acquièrent d'autant plus de valeur que des maladies, considérées comme essentiellement microbiennes, évoluent parfois avant l'apparition du microbe (1), et que la présence des microorganismes ne suffit pas pour que l'individu contracte la maladie. N'a-t-on pas, à plusieurs reprises, constaté des pneumocoques et des streptocoques pyogènes dans la salive d'hommes sains (2) ou dans les lochies de femmes restées saines (3), et peut-on toujours, dans les phénomènes d'infection qui se montrent si complexes, certifier quelle a été la part de l'infection de cause extérieure et celle de l'intoxication par causes internes ?

Mais, à ces arguments tirés de la prépondérance très probable de l'action modificatrice des nombreuses causes prédisposantes, il faut ajouter ceux que suggère l'étude des causes de l'immunité acquise

---

(1) Les microbes des écoulements de l'urèthre, dans le numéro du 2 mai 1889 de l'*Union médicale*.

(2) Netter : Communications diverses.

(3) Congrès de gynécologie tenu à Fribourg en Brisgau. — 1889 (*Semaine médicale*, n° 25).

contre les maladies infectieuses. Les faits ne contredisent pas nos idées ; ils démontrent, au contraire, que, l'action des causes préservatrices épuisée, si l'organisme reste cependant indemne, c'est que constitué différemment et soumis à des influences sans cesse renouvelées, cet organisme, modifié par l'âge et par les divers états physiologiques et pathologiques, ne réagit plus de la même façon ; c'est que la partie de moindre résistance est autre ; et, lorsque l'individu est assailli de nouveau par les contages, il est affecté de maladies différentes de celles dont il a souffert antérieurement, peut-être parce que les contages ne sont plus les mêmes, mais surtout parce que les conditions internes et externes sont changées.

Nous pouvons aussi invoquer, en faveur de la théorie *simpliste* que nous exposons, la pratique de la vaccination, qui nous démontre l'identité de nature de diverses affections en apparence dissemblables, puisque la contamination par une maladie ou la vaccination, faite en vue d'engendrer l'immunité contre une affection déterminée, peuvent, tant que l'économie se trouve sous l'influence primitive ou secondaire de la matière vaccinante empêchante, mettre obstacle à la genèse de plusieurs maladies différentes à l'examen clinique, en réalité identiques, car les symptômes ne suffisent point pour établir des variétés où la nature, plus complexe, n'en a pas institué.

Si la maladie, en effet, n'est le résultat que de la transmission ou de l'inoculation d'un certain poison morbigène, les caractères pathologiques dépendent, en grande partie, du milieu de culture, et, en le généralisant, on peut répéter le vieil adage : il n'y a pas de maladies, il n'y a que des malades.

On a ramené, écrivait Gubler (1), l'histoire des maladies aux proportions d'une étude botanique ou zoologique ; on a créé des espèces morbides, et on a oublié que les maladies, suivant l'expression si juste de Bordeu, ne sont pas des êtres, mais des manières d'être, et que l'espèce nosologique est une abstraction de symptômes, sans réalité concrète.

La doctrine microbiologique, c'est-à-dire la doctrine de la spécificité de la cause, ne résout pas la question des entités morbides. Quel rôle minime, en effet, la spécificité du contage paraît jouer dans la pathogénie des maladies, en comparaison de tant de causes prédisposantes si complexes et si essentiellement modificatrices !

Aussi, la multiplicité des formes morbides n'est pas seulement le fait de la variété des causes pathogènes, (celles-ci semblent devoir être réduites dans une certaine proportion), mais elle est aussi le résultat de la variabilité du terrain, soumis lui-même aux influences locales et générales.

La symptomatologie ne contredit pas nos idées, car il faut étudier surtout les formes intermédiaires, les formes anormales, bien plus

(1) Du rôle de la thérapeutique selon la science. Paris, 1876.— Chez Masson.

fréquentes que les formes classiques, et, par exemple, il ne viendra à l'esprit de personne de diagnostiquer une scarlatine, d'abord méconnue, sur la présence de l'albumine dans les urines, alors qu'on sait que toute maladie infectieuse, même la vulgaire amygdalite, peut présenter, à un certain moment, de l'albuminurie. En effet, à côté des cas bien nets et des cas plus ou moins réguliers, les formes intermédiaires prêtent à d'instructifs rapprochements entre les diverses maladies.

Invoquera-t-on l'anatomo-pathologie, qui nous montre la localisation des maladies infectieuses sur des organes toujours similaires, et lui-même le phénomène de la phagocytose, en nous faisant voir comment l'économie tente de réagir contre les microorganismes, ne peut-il également nous faire comprendre comment le dernier terme de maladies, en fait identiques, si aucun obstacle n'est opposé à leur évolution, est l'infection purulente ?

La microbiologie témoigne de l'identité de nature de l'érysipèle, de la fièvre puerpérale, de l'infection purulente, qui ne laissent pas de présenter une certaine corrélation avec la diphtérie, la scarlatine et l'angine.

M. le professeur Jaccoud et le Dr Dubousquet présentent des faits prouvant un rapport évident entre la dysenterie, le choléra, le typhus exanthématique, le typhus abdominal, etc., et, d'autre part, nous voyons la fièvre typhoïde avoir quelques relations avec l es fièvres éruptives zymotiques.

Les observations relatées au début de cette étude indiquent qu'il existe de réels rapports entre l'angine, la diphtérie, la scarlatine, la rougeole, la variole, les oreillons, la fièvre typhoïde, etc.

La pratique de la vaccination nous prouve que, par exemple, le cow-pox, la maladie des jeunes chiens, la variole et ses formes atténuées ne sont pas, en définitive, tellement dissemblables.

Or, tous ces faits réunis, comparés, constituent un témoignage imposant contre la spécificité des microbes et en faveur de l'identité des maladies infectieuses, dont les espèces doivent être réduites, si les variétés subsistent. Ainsi seulement peuvent s'expliquer les atténuations et les transformations pathologiques constatées par nous.

L'esprit, habitué à voir des distinctions profondes où elles ne sont qu'apparentes, a créé des espèces multiples et a creusé entre les maladies un fossé profond. La nature cependant est une, malgré sa complexité ; elle n'agit pas par brusques sauts, mais progressivement. Or, les maladies, qui frappent l'espèce humaine, doivent être subordonnées aux lois qui régissent tout le monde organique.

VI

Telles sont les considérations que nous désirions communiquer. Mais la question des atténuations et des transformations morbides nous amène aussi à présenter quelques courtes réflexions d'un ordre pratique.

Les faits nous enseignent que les maladies infectieuses peuvent tirer leur genèse de phénomènes pathologiques en apparence bénins et jusqu'à ce jour considérés, sinon comme non infectieux, du moins comme non contagieux. *Les formes morbides légères peuvent, en effet, se transmettre à d'autres individus avec des caractères graves.* Il est donc urgent que le médecin avise, dès le début de tout processus suspect, même en dehors des épidémies, à prendre les mesures prophylactiques que comporte la situation.

Dans une des épidémies rapportées plus haut, ces mesures furent négligées ; 22 sujets, sur 70 environ, furent infectés, et, parmi eux, 6 plus gravement. Bien plus, l'épidémie fut propagée au dehors.

Mais, lorsque l'épidémie angineuse fut constatée dans le groupe scolaire de St-Ouen–Cayenne, les petites malades furent renvoyées; l'évolution de l'épidémie a été ainsi enrayée, puisqu'aucune autre fillette, en dehors des 15 primitivement contaminées, n'a été souffrante.

Il ne faut pas trop se fier à l'efficacité des remèdes qu'on tente de diriger contre les agents infectants. C'est en vain, à en juger par les résultats connus, qu'à des causes prétendues spécifiques on oppose des médicaments dits spécifiques. On fait ainsi trop bon marché de la constitution physiologique des individus. Cependant, si nous recourons plus volontiers à la médication qui a pour but, d'une part, de calmer les symptômes graves et de parer aux complications, d'autre part, de placer l'organisme en état de résister avantageusement aux causes débilitantes, nous sommes loin de négliger les moyens antiseptiques que l'expérience nous donne comme inoffensifs et plus ou moins actifs.

Les recherches des savants, en ces dernières années, ont accompli un très grand progrès, le seul incontestable. En effet, l'application très sévère des mesures diverses ressortissant à l'hygiène paraît toute puissante pour prévenir les maladies ou, dans tous les cas, pour réduire au minimum leur action nocive. Ce progrès n'est pas de mince valeur. Aucun médecin ne saurait se désintéresser de l'hygiène en général, comme de la prophylaxie des maladies infectieuses aiguës et chroniques. Dans cet ordre d'idées, les petits moyens ne sont pas négligeables. Il vaut mieux prévenir que guérir le mal, et la gloire d'un Jenner sera toujours supérieure à la renommée du plus illustre thérapeutiste !

Clermont (Oise). — Imprimerie DAIX Frères.

9 782013 595995